AF499835

ASSOCIATION FRANÇAISE

POUR

L'AVANCEMENT DES SCIENCES

CONGRÈS DE NANTES

1875

M

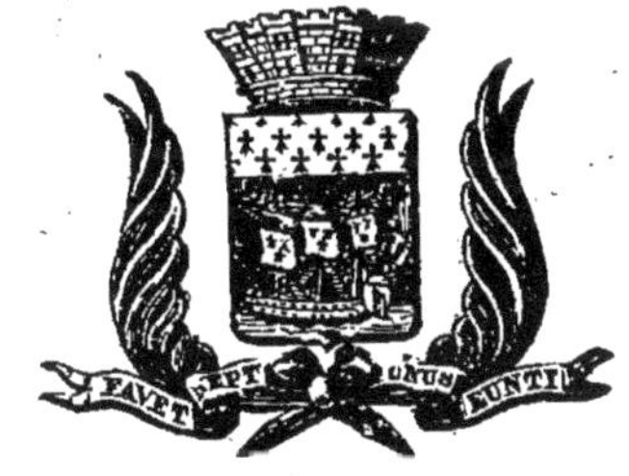

PARIS

AU SECRETARIAT DE L'ASSOCIATION

76, rue de Rennes.

ASSOCIATION FRANÇAISE

POUR L'AVANCEMENT DES SCIENCES

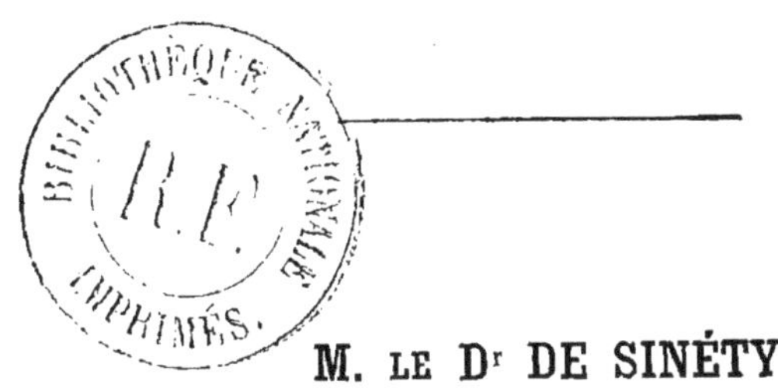

M. LE D[r] DE SINÉTY

SUR QUELQUES POINTS D'ANATOMIE ET DE PHYSIOLOGIE DE L'OVAIRE ET DE L'UTÉRUS

— Séance du 23 août 1875. —

Jusqu'à ces dernières années, on a cru que ce n'était que vers l'époque de la puberté, que les follicules de Graaf commençaient à se développer. Nous trouvons dans le beau travail de Coste, sur le développement des corps organisés (¹), que « pendant la première période de l'existence des femelles, c'est-à-dire depuis la naissance jusqu'au moment où elles sont aptes à se reproduire, les œufs, qui se forment d'assez bonne heure pour qu'on puisse déjà en découvrir, chez certaines espèces, dans les ovaires des fœtus à terme, vivent d'une vie latente, restent stationnaires, et ne commencent réellement à grandir qu'aux approches de la puberté. »

Cependant, longtemps avant l'époque où notre grand embryologiste écrivait ces lignes, plusieurs observateurs avaient signalé dans les ovaires de jeunes enfants, la présence de follicules de Graaf, ayant atteint un développement considérable. Déjà au commencement du XVIIIe

(¹) Coste. Histoire générale et particulière du développement des corps organisés. Paris, 1847, t. I, p. 187.

siècle, Valisneri en avait cité des cas non douteux ([1]). Depuis cette époque, un grand nombre de faits semblables ont été décrits, mais je ne veux pas faire en ce moment l'historique de la question que j'ai l'intention de développer dans un prochain travail.

Il est démontré aujourd'hui que chez l'enfant, il se fait un développement des follicules de Graaf et des ovules qu'ils contiennent, pendant toute la période de la vie qui précède la puberté. Seulement, tandis que chez l'adulte, un certain nombre de follicules laissent échapper au dehors leur contenu, chez l'enfant, ces mêmes follicules, après avoir atteint quelquefois jusqu'à la grosseur d'un pois, disparaissent sans s'être déchirés et laissent à leur place des cicatrices, espèce de corps jaunes spéciaux, décrits par M. Slawianski (de Saint-Pétersbourg), dans les archives de physiologie de l'année dernière ([2]).

Il ne faudrait pas croire cependant, que, même chez l'adulte, tous les follicules de Graaf arrivent à maturité, se débarrassent de leur ovule en l'expulsant au dehors. Un grand nombre de ces follicules s'atrophie et disparaît par le même processus que chez l'enfant. Ce que Coste avait très-bien observé, du reste, sur des lapines, soustraites aux approches du mâle et sacrifiées peu de jours après que tous les phénomènes du rut avaient cessé ([3]). Ayant eu l'occasion, depuis quelques années, d'examiner un très-grand nombre d'ovaires, et en particulier d'ovaires d'enfants, j'ai été frappé de la fréquence des ovaires à apparence kystiques, que l'on rencontre dans les quelques jours qui suivent la naissance. Si bien que continuellement j'ai vu sur des enfants de deux à dix jours, une série de kystes de grosseur variable et atteignant souvent les dimensions d'un gros pois. L'examen histologiste de ces cavités ne laissait aucun doute sur leur nature et sur leur origine. Toutes étaient dues à l'hypertrophie plus ou moins considérable de follicules de Graaf contenant leur ovule et leur membrane granuleuse.

Sur des enfants âgés de deux à six ans, je n'ai jamais trouvé des follicules aussi développés et en aussi grand nombre que sur ces enfants, morts peu de jours après la naissance. Ces cas sont tellement fréquents qu'il m'a paru impossible de considérer cette hypertrophie des follicules graafiens comme un fait pathologique, ou plutôt comme le point de départ de véritables tumeurs ovariennes. En outre, l'étude histologique de ces ovaires de nouveau-nés m'a démontré que ces kystes, quelles que soient leurs dimensions, se flétrissent, se vident et disparaissent enfin en laissant une cicatrice.

([1]) Opere fisico-mediche. Stampate e manoscritte, del Cavalier Antonio Valisneri, raccolte da Antonio suo figliuolo. In Venezia, 1733, t. II, p. 165.

([2]) Slawianski. Recherches sur la régression des follicules de Graaf chez la femme. Archives de physiologie normale et pathologique, 1874, p. 213.

([3]) Coste, loc. cit., p. 185.

J'ai pu suivre sur plusieurs ovaires les différentes périodes d'augmentation et de régression de ces follicules. La clinique vient encore apporter un nouvel argument en faveur de l'opinion que ces kystes ne sont pas le point de départ de véritables tumeurs ovariennes. Tout le monde sait combien ces dernières sont rares dans l'enfance, et je viens de vous dire combien au contraire sont communs les ovaires à apparence kystique chez les nouveau-nés.

Est-ce à dire que je veuille nier absolument la possibilité de kystes permanents dans l'ovaire des enfants? nullement; mais de tous les faits qu'il m'a été donné d'observer jusqu'à présent, pas un seul n'est en faveur de cette dernière opinion.

Cette espèce de poussée qui se fait ainsi du côté de l'ovaire, me paraît devoir être rapprochée de ce qui se passe du côté de la mamelle. J'ai vu, après bien d'autres observateurs, que chez le nouveau-né, un peu plus tôt ou un peu plus tard selon les sujets, il y a toujours production de lait dans la mamelle. Et je crois avoir démontré que dans ce cas, on n'a pas à faire à un rejet d'épithélium dégénéré, comme beaucoup d'histologistes l'avaient soutenu jusqu'à présent, mais bien à une production de lait, que l'analyse chimique, aussi bien que l'examen histologique, montre être absolument semblable à celui de la femme adulte (1). C'est une lactation en miniature, et qui est d'autant plus abondante et durable, qu'on excite la petite mamelle par une traite répétée.

Mais ce phénomène, chez le nouveau-né, s'observe également dans les deux sexes. Aussi était-il intéressant de savoir si on ne trouvait pas à cette époque de la vie quelque modification du côté du testicule. Merkel a observé, chez le nouveau-né, une prolifération considérable de l'épithélium du testicule, et la présence dans cet organe, de cellules rondes à granulations obscures, semblables à celles d'où dérivent plus tard les spermatozoïdes. Selon cet auteur, ces cellules disparaissent quelque temps après la naissance, pour apparaître de nouveau (2) à l'époque de la puberté.

Il est impossible de ne pas être frappé de la ressemblance qui existe entre cet ensemble de phénomènes physiologiques et ceux que nous observons au moment de la puberté. Au même âge où les seins se développent chez la jeune fille, on observe aussi sur les garçons un gonflement de la mamelle. Les sujets accusent une sensation de tension et des picotements dans cette région. Quelquefois même il se fait un léger écoulement sérolactescent par les mamelons. Et il n'est pas très-rare

(1) Sur la mamelle des nouveau-nés. Archives de physiologie, 1875.

(2) Merkel. *Ueber die entwickelungsvorgange im inneren der Samenkanalchen.* Arch. f. anatomie und physiol., p. 644, 1872. Analysé dans le Jahresbericht, 1872, t. I, p. 51.

que le processus physiologique, dépassant ses limites ordinaires, arrive à produire de véritables mammites.

Nous avons donc là, comme dans les quelques jours qui suivent la naissance, une double poussée du côté des organes génito-internes et du côté de la mamelle. Mais, de tous les organes qui éprouvent des modifications au moment de la puberté, c'est sans contredit l'utérus qui les manifeste de la façon la plus évidente.

J'ai cherché si chez le nouveau-né il y avait quelque changement anatomique du côté de la muqueuse utérine. Je dois dire que je n'y ai absolument rien observé de spécial à cet âge.

Mais ces recherches mêmes m'ont donné l'occasion d'étudier la muqueuse utérine normale, et je terminerai cette communication par l'exposé de quelques observations nouvelles au sujet de l'épithélium utérin.

A voir le nombre considérable de travaux publiés sur l'histologie de la muqueuse utérine, on croirait qu'elle doit être parfaitement connue.

Il n'en est rien cependant, et les auteurs, même les plus modernes, ne sont souvent pas d'accord sur la forme et la nature de l'épithélium qui revêt la cavité utérine.

D'abord, depuis quelques années, la technique histologique a fait d'immenses progrès, et en particulier pour l'étude d'éléments aussi délicats que les cellules épithéliales. Ensuite, la plupart des auteurs n'ont pas indiqué la technique qu'ils ont suivie, ou celles qui ont été décrites sont évidemment défectueuses relativement aux méthodes nouvelles.

Une autre raison probable de la différence d'opinions qui existe entre certains anatomistes, c'est qu'ils ont voulu généraliser à plusieurs espèces animales ce qu'ils avaient observé pour une ou deux ; et j'ai vu moi-même combien, selon l'animal, la forme et la disposition de l'épithélium variaient.

Pour l'espèce humaine, la plupart du temps, un utérus pris à l'autopsie ne peut pas servir à l'étude de l'épithélium, qui s'altère très-vite après la mort. En outre, l'épithélium de l'utérus varie selon les âges, et, comme on l'a déjà dit, selon l'état physiologique de l'organe, repos, grossesse, menstruation. Je me suis donc appliqué à préciser autant que possible, dans mes descriptions, l'âge, le point exact de la cavité utérine et son état physiologique.

Je parlerai d'abord d'un utérus de fœtus à terme tué par céphalotripsie, que j'ai pu examiner peu d'heures après la mort. (Les préparations ont été faites d'après la méthode de Ranvier, alcool au tiers pendant 24 heures, puis raclage de la muqueuse, coloration au picrocarminate, et montées dans la glycérine. J'ai aussi examiné les cellules épithéliales sans l'addition d'aucun liquide ni réactif.)

L'utérus présentait à l'œil nu la forme et les dimensions si bien décrites par M. Guyon [1] chez le nouveau-né, et par M. le professeur Courty dans son *Traité des Maladies utérines.* La cavité du col, si considérable à cet âge, contenait, comme à l'ordinaire, un bouchon de mucus épais, donnant les caractères chimiques et microscopiques de la mucine. A l'examen histologique on voyait que toute cette partie élargie était tapissée par de grandes cellules caliciformes, allongées, avec un noyau situé à la base de la cellule. Au dessus de ce point rétréci (orifice interne), qui, chez l'enfant se prolonge très-haut, l'épithélium devient cylindrique, mais sans cils vibratiles (du moins n'ai-je pas pu trouver une seule cellule possédant des cils, quoiqu'il y eût un plateau très-net, et malgré le peu de temps écoulé depuis la mort).

L'épithélium cylindrique, sans cils vibratiles, se continuait jusqu'à l'embouchure des trompes. Ces dernières, au contraire, possédaient un épithélium avec les cils vibratiles bien conservés.

Sur des préparations provenant d'une femme de 24 ans, ni grosse ni en menstruation, et dont j'avais aussi pu me procurer l'utérus peu d'heures après la mort, j'ai vu que le bord libre des replis du col utérin, formant l'arbre de vie, est tapissé d'une seule couche d'épithélium cylindrique à cils vibratiles. A mesure que la muqueuse s'enfonce pour constituer les replis et les glandes si nombreuses de cette région, l'épithélium passe graduellement de la forme cylindrique à la forme caliciforme. Ces dernières cellules, augmentant de plus en plus de volume, tapissent les parois glandulaires. Sur le col de l'utérus d'enfants de 6 à 7 ans j'ai observé la même disposition que chez l'adulte, avec la différence que l'épithélium cylindrique n'avait nulle part de cils vibratiles. Mais ces derniers examens ayant eu lieu un peu plus longtemps après la mort, les cils auraient pu disparaître. Ce qui, cependant, ne me paraît pas probable, car ils étaient parfaitement conservés sur les cellules épithéliales des trompes.

Ce que je veux surtout, Messieurs, signaler à votre attention dans les descriptions qui précèdent, c'est la présence de l'épithélium caliciforme dans le col de l'utérus humain normal, chez le nouveau-né, l'enfant et l'adulte, et son passage graduel de l'état de cellules caliciformes à la forme cylindrique, avec ou sans cils vibratiles, selon l'âge.

Cet épithélium caliciforme a une fonction physiologique toute spéciale, quel que soit le point de l'économie où on le rencontre, et plusieurs physiologistes ont comparé chaque cellule à une glande unicellu-

(1) Guyon, dans le *Journal de Physiologie de Brown-Sequard,* t. II, 1859, p. 86.

laire. Cette fonction consiste à produire le mucus ou, du moins, un certain mucus épais, consistant, presque gélatiniforme, tel, enfin, que celui dont est composé le bouchon muqueux du col, en particulier pendant la grossesse et chez les enfants nouveau-nés.

Ce mucus diffère complètement du liquide que l'on rencontre quelquefois dans la cavité du corps de l'utérus, comme dans certains cas de rétrécissement ou d'oblitération de l'orifice interne. Les cliniciens connaissent bien la différence qui existe entre ces deux genres de productions. Dans tous les cas pathologiques ou physiologiques où j'ai rencontré ce mucus épais et consistant, j'ai toujours trouvé aussi dans le voisinage des cellules caliciformes. M. le Dr Malassez a très-bien décrit l'un et l'autre dans certains kystes de l'*ovaire* à contenu gélatiniforme.

Ce n'est pas seulement chez les animaux supérieurs que l'on peut constater le rôle des cellules caliciformes. Le mucus qui entoure les œufs de la grenouille est sécrété par l'oviducte de cet animal. Aussi l'épithélium qui tapisse ce conduit possède-t-il de superbes cellules caliciformes, comme j'ai pu le constater dernièrement sur des préparations que m'a montrées M. Lataste, au laboratoire d'histologie du Collége de France.

Mais je ne veux pas abuser, Messieurs, de votre bienveillante attention, en faisant une plus longue incursion dans le domaine de la zoologie. J'ai voulu seulement montrer que la présence de l'épithélium caliciforme dans le col de l'utérus est plus qu'un petit fait anatomique et se trouve en rapport avec une sécrétion physiologique toute spéciale, qui m'a paru présenter un assez grand intérêt pour m'engager à y appeler votre attention.

Nantes. — Imp. Vincent Forest et Émile Grimaud, place du Commerce, 4.

ASSOCIATION FRANÇAISE

POUR L'AVANCEMENT DES SCIENCES

EXTRAIT DES STATUTS ET RÈGLEMENT

VOTÉS PAR L'ASSEMBLÉE GÉNÉRALE DU 27 AOUT 1874.

STATUTS.

ART. 4. — L'Association se compose de membres fondateurs et de membres ordinaires : les uns et les autres sont admis, sur leur demande, par le Conseil.

ART. 5. — Sont membres fondateurs les personnes qui auront souscrit, à une époque quelconque, une ou plusieurs parts du capital social : ces parts sont de 500 francs.

ART. 7. — Tous les membres jouissent des mêmes droits. Toutefois les noms des membres fondateurs figurent perpétuellement en tête des listes alphabétiques, et les membres reçoivent gratuitement pendant toute leur vie autant d'exemplaires des publications de l'Association qu'ils ont souscrit de parts du capital social.

RÈGLEMENT.

ART. 1er. — Le taux de la cotisation annuelle des membres non fondateurs est fixé à 20 francs.

ART. 2. — Tout membre a le droit de racheter ses cotisations à venir en versant une fois pour toutes la somme de 200 francs. Il devient ainsi membre à vie.

La liste alphabétique des membres à vie est publiée en tête de chaque volume, immédiatement après la liste des membres fondateurs.

Les souscriptions sont reçues :

AU SECRÉTARIAT, 76, rue de Rennes;

Chez M. MASSON, *trésorier,* 17, place de l'École de Médecine.

Les souscriptions des membres fondateurs peuvent être versées en une seule fois, ou en deux versements de chacun 250 francs.

Nantes. — Imp. Vincent Forest et Emile Grimaud, place du Commerce, 4.

32

www.ingramcontent.com/pod-product-compliance
Ingram Content Group UK Ltd.
Pitfield, Milton Keynes, MK11 3LW, UK
UKHW012313240726
13966UKWH00005B/1839